Ghassen Gader
Nesrine Jemel

Meningiomas cerebrais malignos

Ghassen Gader
Nesrine Jemel

Meningiomas cerebrais malignos

Diagnóstico e gestão terapêutica

ScienciaScripts

Imprint

Cover image: www.ingimage.com

This book is a translation from the original published under ISBN 978-620-6-71329-6.

Publisher:
Sciencia Scripts
is a trademark of
Dodo Books Indian Ocean Ltd. and OmniScriptum S.R.L publishing group

120 High Road, East Finchley, London, N2 9ED, United Kingdom
Str. Armeneasca 28/1, office 1, Chisinau MD-2012, Republic of Moldova, Europe
Printed at: see last page
ISBN: 978-620-8-17883-3

Índice

INTRODUÇÃO

Os meningiomas intracranianos estão entre os tumores primários benignos mais comuns do sistema nervoso central(1). A OMS define três graus histológicos de meningioma de acordo com o seu grau de malignidade (2). Os meningiomas de grau III são raros e agressivos para as estruturas anatómicas adjacentes. Apresentam um elevado risco de recorrência e um mau prognóstico. A ocorrência de metástases neurológicas e extra-neurais foi descrita para esta categoria de meningioma (3). Existem 3 subtipos histológicos para os meningiomas de grau III: meningioma anaplásico, meningioma papilar e meningioma rabdoide(4,5). Estes meningiomas malignos podem ser de novo ou o resultado da degeneração de um meningioma de baixo grau.A apresentação clínica dos meningiomas de grau III é inespecífica e caracteriza-se por uma rápida progressão dos sintomas. Apesar da contribuição diagnóstica da RM cerebral com sequências multimodais, a distinção entre meningiomas de grau III e outros tumores de alto grau pode ser particularmente complicada em determinadas situações.

O tratamento baseia-se na cirurgia, com o objetivo de remover a maior parte possível do meningioma, a fim de aliviar a compressão sobre os nervos e minimizar o risco de recorrência. O tratamento adjuvante (radioterapia, quimioterapia) é discutido com o objetivo de melhorar o prognóstico destes doentes.

É necessário um tratamento precoce e adequado para garantir uma melhor qualidade de vida e uma maior sobrevivência sem doença.

Os objectivos do nosso estudo foram os seguintes:

- Estudar a apresentação clínica e radiológica dos meningiomas de grau III.

- Avaliar o tratamento terapêutico destes tumores.
- Estudar os factores de prognóstico e a sobrevivência dos doentes tratados por meningioma de grau III, comparando-os com os dados da literatura.

DOENTES E MÉTODOS

1. ¹POPULAÇÃO, TIPO DE ESTUDO E PROCEDIMENTO DE ESTUDO :

II Trata-se de um estudo retrospetivo e descritivo de 15 doentes operados no serviço de neurocirurgia do CTGB de Ben Arous por um meningioma intracraniano de grau III, durante um período de 8 anos, de janeiro de 2014 a dezembro de 2021.

1.1 Critérios de inclusão:

Os doentes incluídos foram os operados a um meningioma intracraniano classificado como grau
III ·da OMS(2), com confirmação anatomopatológica na peça cirúrgica. Foram incluídos todos os subtipos de meningiomas de grau III (rabdoide, papilar e anaplásico).

1.2 Critérios de inclusão :

Não foram incluídos os doentes operados a outras lesões extra-axiais, nomeadamente meningiomas de outros graus, ou lesões erradamente consideradas como meningiomas no pré-operatório e cujo estudo histológico indicava outra lesão (metástases meníngeas, doença de Rosai Dorfman).

1.3 Critérios de exclusão :

Os ficheiros foram excluídos se faltassem dados.

2. DADOS RECOLHIDOS :

Começámos por elaborar uma ficha de informação que nos permitiu identificar os dados a estudar nos processos dos pacientes, os quais foram introduzidos diretamente numa folha de cálculo Excel pré-estabelecida.

2.1 Dados epidemiológicos e clínicos:

Foram tidos em conta os seguintes dados: idade, sexo, estado geral de acordo com o índice de Karnofsky (anexo 1) (6), antecedentes médicos e cirúrgicos, se o doente era portador de neurofibromatose tipo 2, motivo de admissão, duração da sintomatologia antes da admissão e exame neurológico na admissão.

2.2 Dados radiológicos :

Foram retiradas das tomografias computorizadas e das ressonâncias magnéticas cerebrais pré-operatórias dos doentes. Estudámos :

Localização do tumor: base do crânio/ convexidade/ para sagital

Número e tamanho

Caraterísticas radiológicas semiológicas

Nos doentes que apresentavam sinais sugestivos de localizações secundárias, foi efectuado um estudo de extensão (TAC). Os resultados deste trabalho foram registados.

2.3 Dados terapêuticos:

2.3.1 Cirurgia:

Preparação médica para a cirurgia

Abordagem cirúrgica

Técnica de excisão

Qualidade da excisão: avaliada com base na classificação de SIMPSON (apêndice 2) (7)

Dados anatomopatológicos: estudo macroscópico e microscópico, estudo imunohistoquímico. CAPÍTULO por CAPÍTULO

Complicações pós-operatórias imediatas e tardias.

2.3.2 Radioterapia :

A dose total administrada

Divisão da dose

Difusão do tratamento

Duração total do tratamento

2.3.3 Quimioterapia :

Tipo

Número de tratamentos.

Duração do tratamento

2.4 **Dados evolutivos** :

Período de acompanhamento

Noção de recidiva do tumor

Noção de cirurgia de revisão

Tempo de sobrevivência e causa de morte.

3. **ESTUDO ANALITICO :**

Os resultados obtidos foram apresentados sob diversas formas:

Quadros de síntese.

Histogramas que ilustram as variações das diferentes variáveis.

Diagramas sectoriais.

4. ESTUDO BIBLIOGRÁFICO :

A pesquisa bibliográfica foi efectuada nas bases de dados PubMed, Science Diret e Google Scholar, utilizando artigos científicos publicados entre 1996 e 2023, incluindo revisões sistemáticas, meta-análises e estudos de caso. As seguintes palavras-chave foram utilizadas na pesquisa: meningioma grau III, radioterapia, neurocirurgia.

5. CONSIDERAÇÕES ÉTICAS E CONFLITOS DE INTERESSES :

Qualquer informação a declarar durante ou após o estudo será absolutamente anónima. Declaramos que não temos qualquer conflito de interesses em relação a este trabalho.

RESULTADOS

1. ESTUDO EPIDEMIOLÓGICO :

1.1 **Género :**

A nossa coorte era constituída por 15 doentes: 5 (33%) mulheres e 10 (67%) homens, o que corresponde a um rácio de sexo (M/F) de 2.

1.2 **Idade :**

A idade média dos nossos doentes na altura do diagnóstico era de 45 anos, com extremos que variavam entre os 3 e os 78 anos.

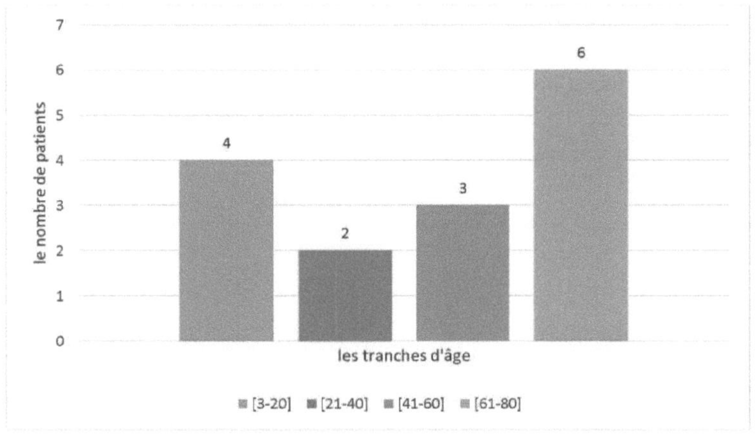

Figura 1: *Repartição dos doentes por idade*

Os dois grupos etários mais representados são os menores de 20 anos e os maiores de 60 anos.

1.3 **História:**

Na nossa série, 8 (53%) doentes tinham antecedentes médicos ou cirúrgicos:

Três doentes eram hipertensos

Um doente era diabético

Uma doente tinha cancro da mama

Três doentes tinham antecedentes de cirurgia craniana para um meningioma de grau I ou II:

Um paciente foi submetido a cirurgia para um meningioma transitório (grau I) localizado na região frontal parassagital. Foi submetido a uma ressecção SIMPSON III e não recebeu tratamento adjuvante no pós-operatório.

Dois doentes foram submetidos a cirurgia por meningiomas atípicos (grau II). Os 2 meningiomas localizavam-se na convexidade (frontal e parieto-occipital). Ambos os doentes foram submetidos a uma ressecção SIMPSON I completa e não receberam qualquer tratamento adjuvante.

- Não foram registados casos de irradiação prévia, utilização de progestinas sintéticas ou associação com NF2 no nosso estudo.

2. ESTUDO CLÍNICO :

2.1 Atraso no diagnóstico :

É o tempo que decorre entre o aparecimento dos sinais clínicos e a hospitalização.

- Três doentes já eram portadores de meningiomas de grau I ou II, pelo que foram objeto de um acompanhamento regular. O tempo médio entre a primeira cirurgia craniana e a degeneração do meningioma foi de 49,3 meses.
- Cinco doentes consultaram um médico no prazo de uma semana após o início dos sinais clínicos.
- Três doentes foram observados no prazo de 1 semana a 1 mês

- Quatro doentes consultaram o seu médico mais de um mês após o início dos sinais clínicos.

2.2 **Motivo da consulta :**

- A principal queixa que motivou a consulta foi um défice focal encontrado em 10 doentes, representando 67% dos casos da nossa série. Este défice focal é explicado pela localização do meningioma e pelo consequente efeito de massa ou infiltração de estruturas cerebrais eloquentes. Estas perturbações foram :

  - Problemas motores, como sensação de peso num hemicompartimento em 7 doentes.
  - Perturbações visuais, como amputação do campo visual, descritas em 2 doentes
  - Apenas um doente referiu parestesia do membro inferior.

- Os sinais de HTIC estavam presentes em 7 doentes, representando 47% dos casos da nossa série. A principal queixa foi a cefaleia, mais ou menos associada a náuseas e vómitos.

- Foram registadas crises epilépticas em 4 doentes (27% dos casos na nossa série). Em 3 casos, estas convulsões eram convulsões tónico-clónicas generalizadas e em 1 caso eram convulsões clónicas parciais do membro superior. Nenhum dos doentes apresentou status epilepticus.

- Dois doentes (13%) foram consultados devido ao aparecimento de uma curvatura do crânio.

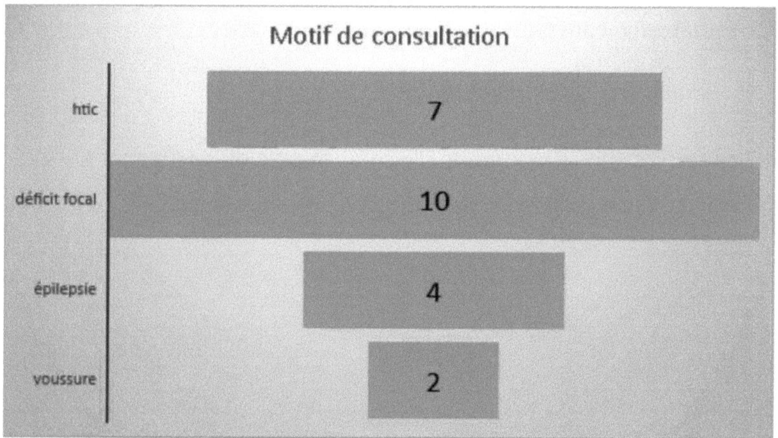

Figura 2: *Repartição dos doentes por motivo de consulta*

2.3 **Exame físico :**

2.3.1 O índice de Karnofsky :

Ao exame, 5 doentes estavam em bom estado geral, com um índice de Karnofsky superior a 80%, enquanto 10 doentes estavam em estado geral médio, com um índice de Karnofsky entre 60 e 70%.

2.3.2 Exame neurológico :

O exame neurológico foi normal em 5 doentes; nos restantes 10 doentes, as anomalias detectadas durante o exame foram :

- Amputação do campo visual do tipo HLH em 2 pacientes
- Hemiparesia em 5 doentes, direita em 3 casos e esquerda nos outros 2.
- Síndrome cerebelar cinético do lado direito com nistagmo em 3 pacientes

eme- Envolvimento do VI par craniano, que se manifestou como um estrabismo convergente direito num único caso.

2.3.3 Exame da extremidade cefálica :

Em 2 casos, o exame da extremidade cefálica revelou uma tumefação arredondada, dura, indolor, não mobilizável e não inflamatória.

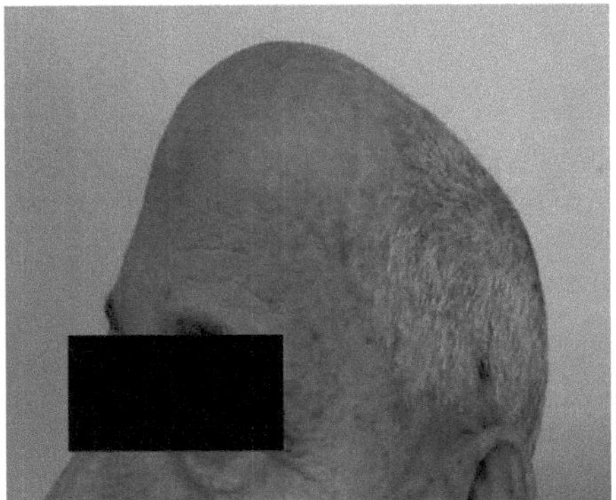

***Figura 3**: Fotografia de perfil de um doente com um arco frontal esquerdo*

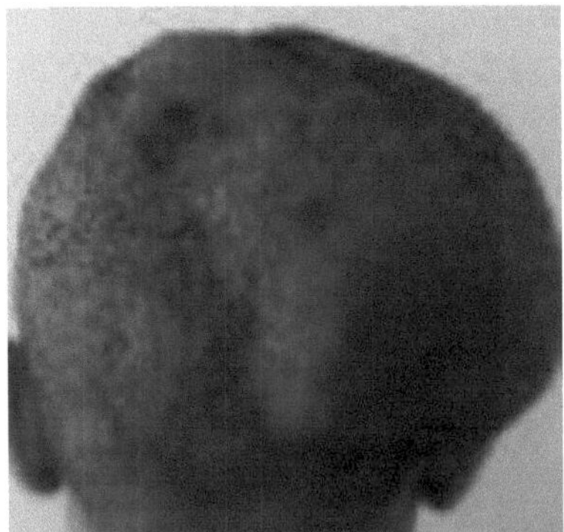

***Figura 4:** Fotografia de um doente com curvatura parieto-occipital direita*

3. ESTUDO RADIOLÓGICO :

3.1 TAC cerebral :

Efectuada no pré-operatório em 7 doentes da nossa série.

3.1.1 Densidade e contraste :

O meningioma era isodenso no exame cerebral não injetado em 2 doentes, ligeiramente hiperdenso em 3 doentes e 2 outros doentes apresentaram hiperdensidade espontânea em relação com estigmas de hemorragia intra-tumoral. O contraste era homogéneo em 2 doentes e heterogéneo em 5.

3.1.2 Calcificações :

O exame cerebral não revelou hiperdensidades espontâneas sugestivas de calcificações.

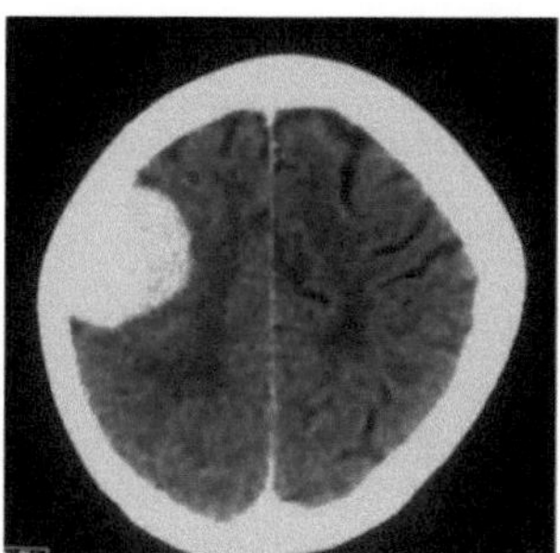

Figura 5: *Corte axial de uma TAC parenquimatosa com injeção de meio de contraste mostrando um meningioma frontal direito com contraste intenso e homogéneo.*

3.1.3 Envolvimento dos ossos :

O estudo das estruturas ósseas nas janelas correspondentes mostrou osteólise em 3 casos, com extensão da lesão para os tecidos moles exocranianos.

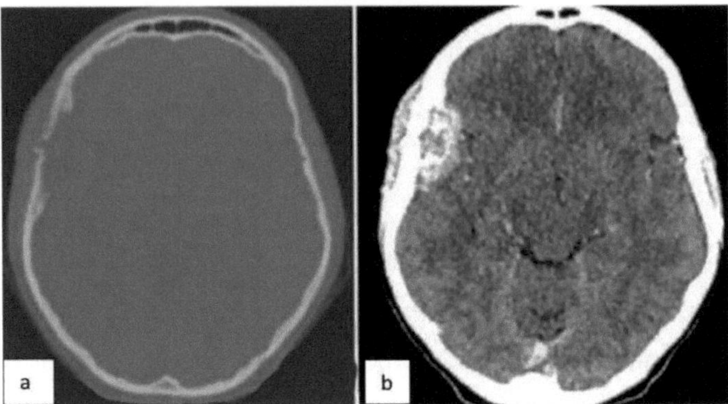

Figura 6: *Cortes axiais de uma TAC do cérebro na janela óssea (a) e na janela parenquimatosa com injeção de meio de contraste (b) mostrando um meningioma frontopteríngeo direito que invade o osso oposto.*

3.2 **Ressonância magnética do cérebro :**

Todos os doentes da nossa série foram submetidos a RM cerebral pré-operatória para melhor estudar o meningioma e a sua relação com as estruturas vasculares e nervosas adjacentes.

3.2.1 Número de meningiomas :

Apenas um doente, que tinha sido previamente operado a um meningioma do pterígio direito, apresentava meningiomatose devido à coexistência de 4 meningiomas. No entanto, não cumpria nenhum dos outros critérios de Manchester(8) para o diagnóstico de NF2.

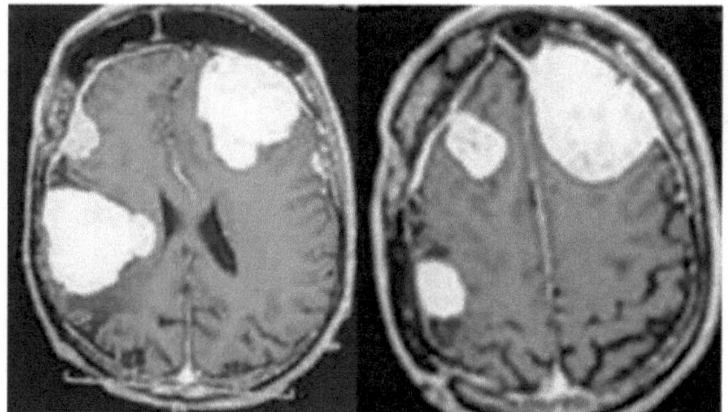

Figura 7: *Cortes axiais de uma RMN cerebral T1 com injeção de gadolínio mostrando meningiomatose.*

3.2.2 Topografia dos meningiomas :

Os meningiomas de grau III eram :

Parasagital em 6 casos, 3 dos quais invadiram o lúmen do seio sagital superior

Ao nível da convexidade em 6 outros casos.

Em 3 casos, o meningioma estava localizado na fossa cerebral posterior: 1

na convexidade e 2 no ângulo ponto-cerebelar.

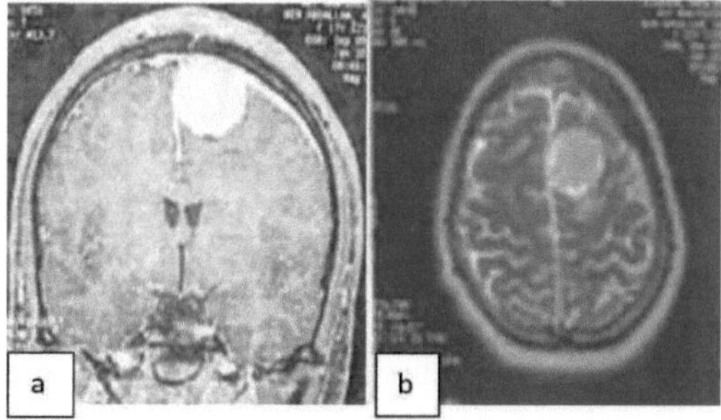

Figura 8: *Secções coronais (a) e axiais (b) de uma RMN do cérebro ponderada em T1 com injeção de gadolínio (a) e T2 (b) mostrando um meningioma esquerdo parassagital.*

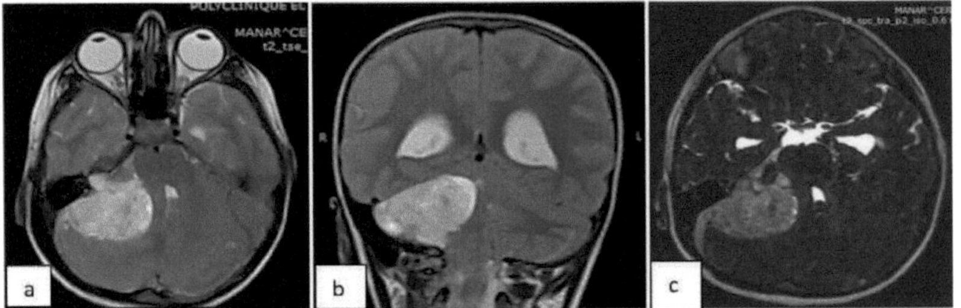

Figura 9: *Cortes axiais (a, c) e coronais (b) de RM cerebral ponderada em T2 (a, b) e Ciss-3D (c) mostrando um meningioma APC direito.*

3.2.3 Sinal :

Nas sequências T1, 8 doentes apresentavam lesões de isossinal e 7 outros doentes apresentavam lesões de hipersinal.

O contraste T1 com gadolínio foi homogéneo em 5 casos e heterogéneo em 10 casos. O sinal da cauda do cometa foi observado em 10 casos.

Na ponderação T2, 6 lesões eram isosinais e 9 lesões eram hipersinais.

O edema na sequência T2 FLAIR estava presente em 13 dos 15 casos.

Em 7 casos, a sequência T2* mostrou hemorragia intra-tumoral.

A sequência de difusão e o ADC mostraram restrição à difusão em 9 doentes.

A RM multimodal com a sequência de perfusão e espetroscopia foi efectuada em apenas 6 doentes.

A sequência de perfusão detectou a hiperperfusão em 4 casos e foi inconclusiva nos outros 2. A sequência de espetroscopia mostrou um pico de colina e lípidos e uma queda de NAA e creatina em 5 casos.

O rácio colina/creatina era elevado. Num caso, o resultado foi inconclusivo.

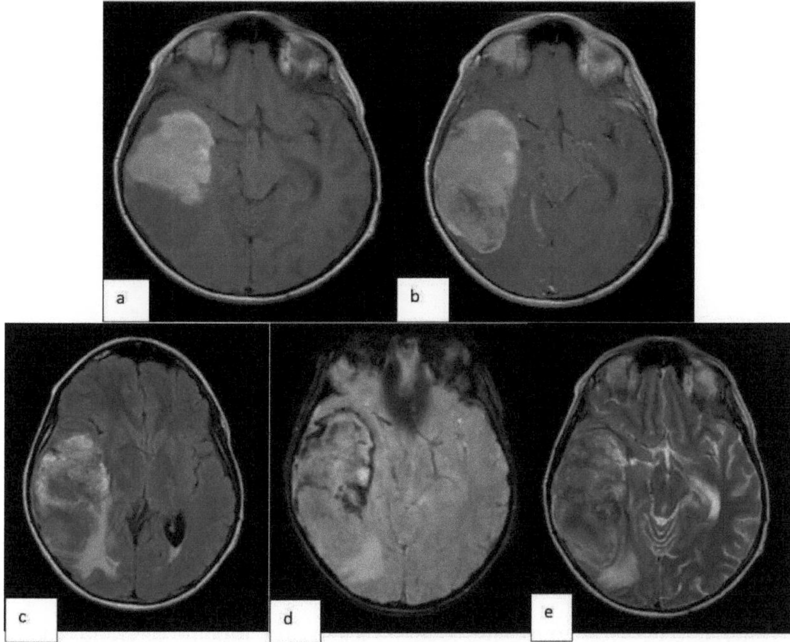

Figura 10: *Cortes axiais de RMN encefálica nas sequências T1(a), T1 gadolínio (b), T2 Flair (c), T2*(d) e T2(e), mostrando um meningioma temporo-occipital direito com sinais de hemorragia recente, associado a edema lesional e contraste heterogéneo.*

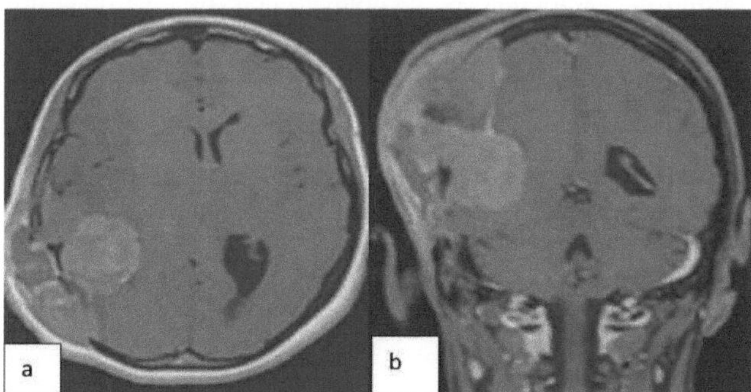

Figura 11*: Cortes axial (a) e coronal (b) de uma RM cerebral T1 com injeção de degadolínio, mostrando contraste heterogéneo num meningioma*

parieto-occipital direito, com envolvimento ósseo e cutâneo.

3.2.4 Relação com o parênquima saudável :

A RM do cérebro em todos os 13 pacientes mostrou infiltração do parênquima cerebral saudável pelo meningioma. A interface meningioma/parênquima estava desfocada, sem borda de LCR visível nas sequências T2.

3.2.5 Tamanho do meningioma :

O tamanho médio do maior diâmetro do meningioma na RM cerebral foi de 47 mm, com extremos que variaram de 80 mm a 25 mm.

3.2.6 Recorrência :

Na nossa série, 3 meningiomas de baixo grau degeneraram. Esta degeneração ocorreu no mesmo local da lesão previamente operada. Apenas um doente apresentou alterações semi-radiológicas na imagem da recidiva de uma lesão de grau I, sugerindo uma possível progressão para um grau superior. Estas alterações incluíam edema peri-tumoral significativo, contornos tumorais "acidentados" e captação heterogénea de contraste.

3.3 TC torácica-abdominal-pélvica :

Foram efectuadas tomografias em 3 doentes que apresentavam sinais de perturbações respiratórias e deterioração geral.

Este exame detectou metástases pulmonares em 2 doentes e um tumor faríngeo num doente.

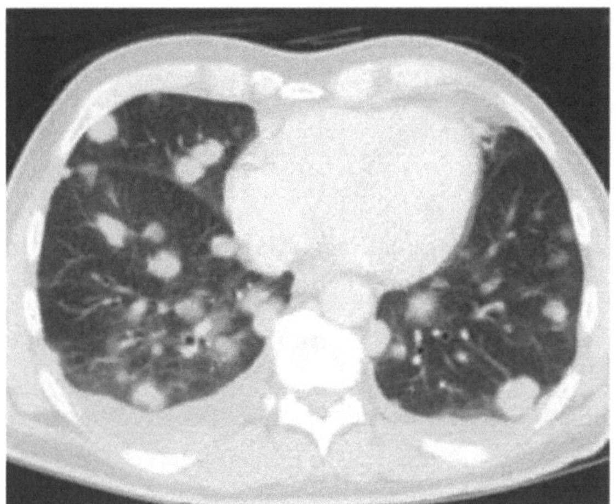

Figura 12: *Secção axial de uma TAC do tórax que mostra múltiplas metástases pulmonares*

4. GESTÃO TERAPÊUTICA :

4.1 Gestão pré-operatória :

Todos os doentes receberam corticosteróides IV no pré-operatório para reduzir o edema peri-lesional, aliviar os sinais de ICHT e otimizar o relaxamento cerebral na preparação para a cirurgia.

Para além dos 4 doentes que apresentaram crises epilépticas pré-operatórias e que foram imediatamente submetidos a tratamento antiepilético, todos os doentes com meningioma supratentorial foram tratados com fármacos anticomíticos para evitar crises convulsivas no pós-operatório.

4.2 Tratamento cirúrgico :

4.2.1 O tempo entre a admissão e a cirurgia :

O tempo médio entre a admissão e a cirurgia foi de 5 dias, com extremos que variaram de 1 a 15 dias, e apenas um paciente foi submetido a cirurgia 24 horas após a admissão, depois de experimentar um estado alterado de consciência.

4.2.2 Técnica cirúrgica :

O objetivo da cirurgia era a realização de uma cirurgia de excisão radical. Tal não foi possível em 11 casos:

- Tumores hemorrágicos em 3 casos.
- Proximidade de estruturas vasculares-nervosas para os 6 meningiomas para-sagitais e os 2 meningiomas APC.

A abordagem cirúrgica foi adaptada à localização do meningioma:

Os meningiomas convexos, que eram 6, foram tratados com um retalho ósseo centrado no tumor.

No caso do doente com meningiomatose, foi ressecada apenas uma lesão na região parietal direita devido à sua grande dimensão, ao efeito de massa que exercia e ao edema peri-lesional associado. As outras lesões eram inacessíveis pela mesma via de acesso.

Para os 6 meningiomas para-sagitais. Foi utilizado um retalho que expõe o seio sagital superior e o meningioma.

Nos 2 doentes em questão, foi utilizada uma abordagem retrosigmoide para localizar o procedimento no ângulo ponto-cerebeloso.

O meningioma da convexidade da fossa posterior foi operado através de uma abordagem suboccipital medial.

A excisão foi efectuada alternando a remoção do meningioma e a dissecção periférica do parênquima cerebral saudável.

O aspeto macroscópico era o de um tumor carnudo de consistência firme a elástica, encontrado em todos os meningiomas operados. A cor era esbranquiçada ou acinzentada. Havia evidência de hemorragia intratumoral em 7 pacientes, e alterações necróticas no interior da lesão foram observadas em 11 pacientes.

A dura-máter e o osso foram sacrificados e substituídos por plastia dural e cranioplastia em 2 casos.

Foi registada uma hemorragia intra-operatória acentuada em 6 (40%) casos. Estes doentes necessitaram de transfusão intra-operatória. Esta hemorragia foi controlada por coagulação, tamponamento e suspensão. Esta hemorragia foi de origem tumoral em 3 doentes e de origem venosa em 3 doentes com meningiomas parassagitais. A extensão da hemorragia obrigou o cirurgião a efetuar uma exérese parcial em 3 casos de meningiomas parassagitais.

4.2.3 Qualidade da excisão cirúrgica :

A qualidade da excisão cirúrgica foi avaliada com base no grau de Simpson:

- Doze doentes tiveram uma ressecção completa, com uma pontuação de Simpson que variou de I a II.
- Três doentes tiveram uma exérese considerada incompleta com uma pontuação de Simpson de III e IV.

Os meningiomas parassagitais foram os principais meningiomas em que a excisão foi incompleta.

__Tabela 1:__ Distribuição dos doentes de acordo com a localização do meningioma e a qualidade da excisão

GràdeSimpson / Localização	***I***	***II***	***III***	***IV***
Convexidade	*2*	*4*	*0*	*0*
Parasagital	*0*	*3*	*2*	*1*
Fossa posterior	*0*	*3*	*0*	*0*

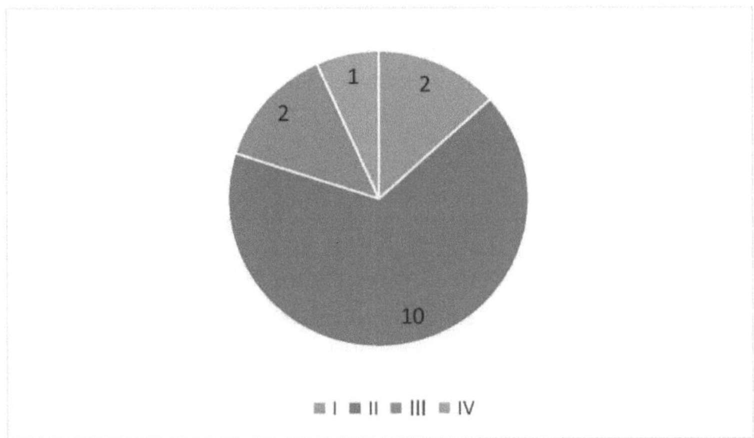

__Figura 13:__ Distribuição dos doentes de acordo com a qualidade da excisão avaliada com base na classificação de Simpson

4.2.4 Complicações pós-operatórias

o Complicações pós-operatórias precoces :

Durante a primeira semana de pós-operatório, 4 pacientes tiveram complicações pós-operatórias:

Dois destes doentes sofreram um atraso na recuperação devido a status epilepticus. As tomografias computorizadas cerebrais realizadas sistematicamente no pós-operatório em todos os doentes mostraram uma remodelação edemato-hemorrágica pós-operatória, que não exigiu uma nova cirurgia. As crises convulsivas diminuíram após sedação e reforço do tratamento anti-epilético. Os doentes foram extubados em média 48 horas após a cirurgia.

Um doente desenvolveu pneumonite, que foi tratada com antibióticos durante 10 dias, com uma evolução favorável.

Um doente apresentou-se com dificuldades de deglutição e paresia facial após a remoção de um meningioma do ângulo ponto-cerebeloso. Foi-lhe colocada uma gastrostomia de alimentação para controlar os problemas de deglutição. O doente manteve o tubo de gastrostomia porque as suas dificuldades de deglutição não melhoraram. Morreu de complicações sépticas relacionadas com o seu estoma 2 meses após a cirurgia.

- <u>Complicações pós-operatórias tardias (para além de uma semana) :</u>

Ocorreu em 2 doentes:

Um doente desenvolveu um abcesso cerebral um mês após a cirurgia. Foi novamente operado e recebeu antibióticos por via intravenosa. Após 2 semanas, desenvolveu um estado epilético, que exigiu entubação, ventilação e anestesia.

sedação. O paciente não deu sinais de acordar e morreu 10 dias depois.

Paciente que apresentou alteração do estado de consciência 2 semanas após a cirurgia, associada a meningite bacteriana e pneumopatia, com desfecho fatal apesar de antibioticoterapia adequada.

- Um doente faleceu 5 semanas após a cirurgia.

Exame anatomopatológico

Em 12 casos, o meningioma foi imediatamente classificado como grau II:

Três casos de meningioma rabdoide (20% dos casos na nossa série)

Três casos de meningioma papilar (20% dos casos na nossa série)

Seis casos de meningioma anaplásico (40% dos casos na nossa série).

Três outros doentes já tinham sido operados a um meningioma de menor grau. Estes casos estão listados na Tabela 2 :

Quadro 2: *Resumo dos casos de meningiomas previamente operados e degenerados*

Doentes	Tipo histológico inicial	Tipo histológico final	Tempo necessário para passar do grau I/II para o grau III	Localização	SIMPSON da primeira cirurgia
1	Atípico (grau II)	Rabdoide	16 meses	Convexidade parieto-occipital	I
2	Transitório (grau I)	Anaplásico	96 meses	Parasagital frontal	III
3	Atípico (grau II)	Anaplásico	36 meses	Convexidade frontal	I

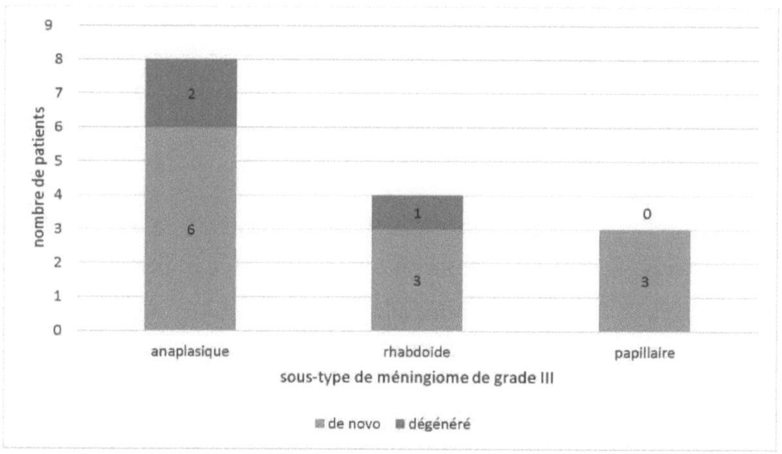

Figura 14: *Distribuição dos doentes de acordo com o subtipo histológico e se é de novo ou degenerado*

A imunohistoquímica foi efectuada em 7 (47%) doentes. O EMA foi positivo em 4 doentes. O índice médio de proliferação Ki67 foi de 30%, com extremos que variaram entre 20 e 48%.

Nenhum dos doentes efectuou um estudo de biologia molecular da sua amostra patológica.

4.3 Radioterapia :

A radioterapia pós-operatória foi indicada para todos os doentes operados após confirmação anatomopatológica do diagnóstico de meningioma de grau III. Apenas 8 pacientes foram submetidos à radioterapia pós-operatória. O tempo médio para a radioterapia foi de 6,5 meses após a cirurgia, com extremos que variaram de 2 meses a 14 meses. Para os 7 pacientes que não receberam radioterapia

Quatro morreram antes do início da radioterapia

Um doente recusou a radioterapia

Dois doentes apresentavam um estado geral alterado que não era compatível com a radioterapia.

Nenhum doente foi submetido a radioterapia estereotáxica ou radiocirurgia. As doses recebidas variaram entre 54 e 60 Gy, com uma média de 56,5 Gy. A radioterapia foi dividida e repartida da forma habitual (1,8 a 2 Gy por sessão, 5 sessões por semana). A duração total do tratamento variou entre 5 e 7 semanas. O volume alvo da irradiação incluía o tumor remanescente, se presente, o leito operatório e uma margem de 1 a 2 cm, tendo em conta a persistência de células malignas na proximidade do local da lesão. Relativamente às complicações tardias ? da radioterapia, um doente referiu astenia com alopécia pós-radiação. Não foram registados casos de radionecrose, perturbações neurocognitivas ou hipopituitarismo durante o período de seguimento.

4.4 Quimioterapia :

Três pacientes receberam quimioterapia adjuvante indicada pela presença de metástases extraneurraquiais. Estes doentes já tinham sido submetidos a radioterapia pós-operatória. Os principais compostos utilizados foram o bevacizumab (terapia dirigida) e a hidroxiureia. O bevacizumab foi administrado a 2 doentes na dose de 5 mg/kg/14 dias durante 6 meses. Apenas um doente recebeu hidroxiureia na dose de 20mg/kg durante 3 meses. Destes 3 doentes, apenas um sobreviveu até ao final da quimioterapia. Nenhum dos doentes recebeu terapia hormonal.

5. **EVOLUÇÃO :**

5.1 Sobrevivência global :

A duração média do seguimento pós-operatório foi de 22 meses na nossa série, com extremos que variaram de 1 a 51 meses.

Apenas três doentes sobreviveram para além de 2 anos. Todos estes doentes foram submetidos a uma ressecção completa com radioterapia.

Tabela 3: Sobrevivência global de acordo com o tratamento

Sobrevivência / Protocolo terapêutico	***<6 mês***	***6 meses e<1 ano***	***1 ano e <2 anos***	***>=2 anos***
Excisão completa com radioterapia	*0*	*1*	*3*	*3*
Excisão completa sem radioterapia	*2*	*0*	*3*	*0*
Excisão incompleta com radioterapia	*0*	*1*	*0*	*0*
Excisão incompleta sem radioterapia	*2*	*0*	*0*	*0*

5.2 Recidiva do tumor :

Sete pacientes tiveram uma recorrência do seu meningioma. A recorrência ocorreu após uma média de 11 meses em 5 doentes que aguardavam tratamento adjuvante. Nos outros 2 doentes que foram submetidos a irradiação, a recorrência do tumor ocorreu após uma média de 22 meses após a cirurgia. Todos estes doentes foram submetidos a uma reoperação com uma sobrevivência média de 20 meses após a reoperação. Os doentes não irradiados receberam radioterapia após a segunda cirurgia.

A cirurgia dos meningiomas recidivados foi mais delicada, dadas as áreas aderentes à fibrose e a grande dificuldade em separar o plano de clivagem do parênquima adjacente. A qualidade da excisão da recidiva foi avaliada como SIMSPON II em 5 casos e SIMPSON III em 2 casos.

Tabela 4: *Distribuição das recidivas de acordo com o tratamento*

Simpson / Radioterapia	I	II	III	IV
Sim (3)	0	1	1	0
Não (4)	1	2	1	1

5.3 Metástases :

Quatro doentes desenvolveram metástases no pós-operatório. Três destes doentes tiveram metástases extra-neurais: 2 doentes tiveram lesões secundárias no pulmão ? e 1 doente teve uma metástase faríngea. Apenas um doente apresentava metástases cerebrais à esquerda e o tempo médio de aparecimento das metástases foi de 13 meses após a cirurgia. Todos os doentes foram submetidos a uma ressecção completa. Apenas um doente recebeu radioterapia para o seu meningioma no pós-operatório. A sobrevida média foi de 18,5 meses. A Tabela 5 resume as caraterísticas destes doentes.

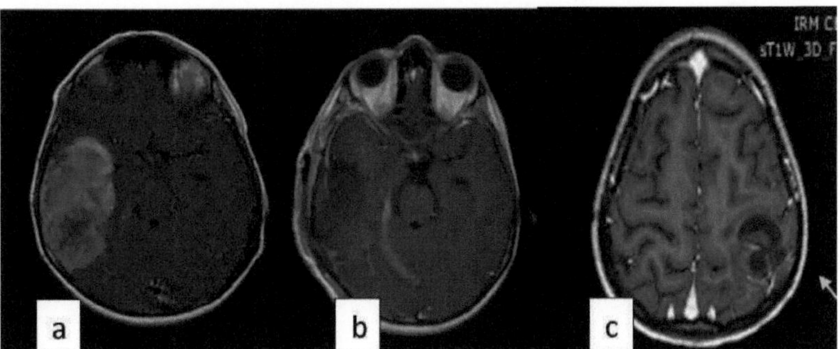

Figura 15: *Cortes axiais de RM cerebral ponderada em T1 com injeção de gadolínio no pré-operatório (a), no pós-operatório precoce (b) e 3 meses após a cirurgia (c), mostrando a remoção completa do meningioma (b) e o aparecimento de uma metástase rolandesa esquerda (c).*

Tabela 5: *Caraterísticas dos doentes que desenvolveram metástases*

Doentes	***Localização das metástases***	***Exérese***	***Localização do meningioma***	***Irradiação***	***Tempo para o aparecimento de metástases***	***Recorrência***	***Quimioterapia***	***Sobrevivência***
1	*Faringe*	*Completo*	*Parasagital*	*Não*	*12 meses*	*Não*	*Sim*	*16 meses*
2	*Pulmão*	*Completo*	*Parasagital*	*Não*	*10 meses*	*Não*	*Sim*	*17 meses*
3	*Pulmão*	*Completo*	*Fossa posterior*	*Não*	*10 meses*	*Não*	*Sim*	*15 meses*
4	*Rolandique à esquerda*	*Completo*	*Convexidade*	*Sim*	*20 meses*	*Não*	*Não*	*26 meses*

DISCUSSÃO

1. EPIDEMIOLOGIA :

1.1 Frequência :

Os meningiomas de grau III são raros. Representam 1,7% de todos os meningiomas intracranianos (5,9). A sua incidência está estimada em 0,12 por 100.000 habitantes (10).

1.2 A era dos descobrimentos :

A incidência de meningiomas aumenta com a idade. Os meningiomas de grau III atingem o seu pico entre os 75 e os 84 anos, diminuindo depois a partir dos 85 anos(5).

A idade média descrita na série de Ruzevick et al. foi de 57,6 anos (11); na nossa série a idade média foi de 45 anos.

1.3 Rácio entre os sexos :

O rácio entre os sexos para os meningiomas malignos foi de 0,94(12) . Enquanto os meningiomas benignos têm uma incidência muito maior no sexo feminino, os meningiomas de alto grau ocorrem quase duas vezes mais no sexo masculino(13).Na literatura, a razão entre os sexos também dependeu da faixa etária dos pacientes.A incidência de meningiomas grau III foi significativamente maior no sexo feminino na faixa etária de 35-64 anos, enquanto que no grupo de pacientes com mais de 75 anos, os homens eram maioria(5).

1.4 História e factores de risco :

Um historial de irradiação cefálica aumenta o risco de desenvolvimento de meningiomas. As crianças que foram irradiadas têm 6 a 10 vezes mais probabilidades de desenvolver um meningioma de alto grau. As crianças mais afectadas são as que foram tratadas para a micose do couro cabeludo ou para a leucemia linfoblástica aguda. Estes meningiomas podem aparecer até dez anos após a radioterapia(14).

O acetato de progesterona também tem sido implicado no desenvolvimento de meningiomas, sem influência no grau histológico. A interrupção do tratamento aquando da descoberta do meningioma tem levado à paragem do crescimento e mesmo à regressão destas lesões(15). Na nossa série, não havia história de irradiação ou uso de acetato de progesterona.

A associação entre meningioma e cancro da mama tem sido amplamente descrita na literatura. A hipótese mais frequentemente citada é a de que o desequilíbrio hormonal favorece o aparecimento das duas patologias. Uma descoberta recente mostrou que a inativação do BRCA1 associada ao gene supressor BAP1 se encontra em doentes com meningioma rabdoide. Esta perda de expressão está correlacionada com um mau prognóstico e um risco de recorrência rápida do meningioma. Pensa-se que esta associação entre meningiomas e cancros da mama é preditiva do desenvolvimento de meningiomas rabdóides(14). Na nossa série, relatamos o caso de uma doente que apresenta uma associação entre cancro da mama e meningioma anaplásico.

Estima-se que 50-75% dos doentes com NF2 desenvolvam meningiomas, que são frequentemente de grau II ou III. O prognóstico é pior, com uma maior taxa de recorrência (16). Nenhum dos doentes da nossa série era portador de NF2.

2. ESTUDO CLÍNICO :

2.1 Atraso no diagnóstico

Em proporções iguais, os meningiomas de grau III podem desenvolver-se de novo ou resultar da degeneração anaplásica de outro meningioma de grau inferior (4).

2% dos meningiomas de grau I e 15% dos meningiomas de grau II evoluem para meningiomas de grau III. O tempo médio entre a cirurgia e a degeneração em meningioma maligno é de 5,7 anos para o grau I e de 1,4 anos para o grau II(17).

2.2 Sintomas clínicos

Não existem sinais específicos para os meningiomas de grau III. Pelo contrário, é a rapidez da evolução clínica que é sugestiva de malignidade. Os sinais neurológicos variam consoante a localização do meningioma, sendo a epilepsia comum devido ao edema peri-lesional e à infiltração do parênquima saudável (18). Flexões cranianas rapidamente progressivas podem, embora não sejam específicas, apontar para este diagnóstico(19).

3. ESTUDO RADIOLÓGICO :

3.1 TAC cerebral

Em comparação com os meningiomas "clássicos", as formas malignas apresentam caraterísticas alarmantes na TC: presença de hemorragia, contraste heterogéneo, edema excessivo e alterações ósseas tendendo para a osteólise com tendência para a extensão exocraniana(20). Certas localizações, nomeadamente as regiões parassagitais e fronto-parietais, estão mais frequentemente associadas a um grau histológico mais elevado(21).

3.2 Ressonância magnética do cérebro

A RM cerebral desempenha um papel importante no estudo das caraterísticas do meningioma e da sua relação com as estruturas vasculares e nervosas adjacentes, particularmente no caso de variantes malignas que são deliberadamente mais agressivas para as estruturas vasculares e nervosas adjacentes.

Certas caraterísticas semiológicas são preditivas de meningioma de alto grau. Estas incluem necrose ou hemorragia intratumoral. O edema cerebral, que pode ser observado em meningiomas benignos, é deliberadamente mais extenso nas formas malignas, e a linha T1-hipossinal do LCR na interface meningioma/parênquima está classicamente ausente. Também são frequentes as invasões ósseas e cutâneas e os contornos tumorais irregulares(22).

O advento da RM multimodal tornou mais fácil a distinção entre meningiomas benignos e de alto grau(23). A restrição do ADC na sequência de difusão é um bom indicador da malignidade do meningioma (24). A sequência de perfusão também mostra hiperperfusão em meningiomas malignos. Uma comparação entre o rCBV do meningioma e o edema peritumoral pode ser de grande ajuda (25). O valor da espetroscopia no diagnóstico de meningiomas de alto grau é discutível. Alguns autores consideram que este método não distingue claramente entre meningiomas de alto e baixo grau, enquanto outros indicam que a presença de picos de lactato ou lípidos pode ser um indicador de malignidade do meningioma (26,27).

Diagnóstico diferencial

Os problemas de diagnóstico pré-operatório são comuns nas lesões extra-axiais com sinais de malignidade. Estes incluem, mas não se limitam a, tumores fibrosos solitários, gliossarcomas, leiomiossarcomas e metástases meníngeas(19). Apesar do contributo decisivo das técnicas radiológicas multimodais, o diagnóstico definitivo só pode ser efectuado com base em estudos histológicos e imunohistoquímicos de peças excisadas ou biópsias tumorais.

4. PRISEEN CHARGETHERAPEUTIC :

4.1 Tratamento cirúrgico

A cirurgia é o principal tratamento para os meningiomas. Os princípios comuns da técnica cirúrgica aplicam-se independentemente do grau ou da localização do meningioma:

- Craniotomia centrada no meningioma, expondo o mais possível a base de inserção dural, optimizada por neuronavegação
- Desvascularização precoce do tumor através da aproximação da base de inserção
- Excisão alternando um corte central e uma dissecção periférica progressiva do plano de clivagem com parênquima saudável, controlando simultaneamente a hemostase. Sempre que possível, é desejável a remoção da dura-máter patológica e do osso invadido.

A cirurgia é o tratamento padrão para os meningiomas de grau III, com o objetivo de remover a maior parte possível do tumor. A classificação de SIMPSON(7) continua a ser o método de referência para descrever a extensão da excisão. Esta é determinada pelo cirurgião e pelas imagens pós-operatórias. A extensão da ressecção é o preditor mais importante do controlo local e da sobrevivência livre de progressão, independentemente do grau do tumor e de outros factores de prognóstico (14). No entanto, alguns autores demonstraram que a qualidade da ressecção cirúrgica de meningiomas de grau III melhora a sobrevivência apenas moderadamente. Não houve diferença estatisticamente significativa na sobrevida entre pacientes submetidos a exérese Simpson I e aqueles submetidos a exérese de menor qualidade(28).

As complicações pós-operatórias dos meningiomas malignos são numerosas, dada a frequente invasão do parênquima, osso e pele, tornando a remoção laboriosa e delicada, e prolongando o tempo operatório. Na literatura, numa série de 63 doentes, 10% apresentaram complicações médicas e 31% complicações diretamente relacionadas com a cirurgia: coma prolongado, disfagia, défices neurológicos(29).

4.2 Estudo anatomopatológico :

A classificação da OMS dos meningiomas de grau III sofreu algumas alterações, nomeadamente em 2021, com o advento da biologia molecular (30). Os critérios de diagnóstico desde a classificação da OMS de 2000 incluem um número de mitoses de 20 ou mais por 10 campos (x400) na microscopia ótica ou sinais histológicos claros de anaplasia com histologia pseudo-sarcomatosa, pseudo-carcinomatosa ou pseudo-melanomatosa(2). 50% dos meningiomas de grau III são anaplásicos. Os outros 2 subtipos, papilar e rabdoide, são utilizados quando existe um componente papilar ou rabdoide maioritário sucessivo:

Os meningiomas rabdóides têm núcleos excêntricos com um nucléolo grande e citoplasma com uma inclusão parainuclear eosinofílica.

Os meningiomas papilares caracterizam-se por pseudopapilares perivasculares: perda de coesão com aglomeração perivascular de células tumorais e espaços perivasculares desprovidos de núcleos (2).

A imunohistoquímica não é utilizada por rotina para fins de diagnóstico, especialmente porque não existe atualmente nenhum marcador específico para meningiomas de grau III. A perda de expressão do recetor de progesterona é comum nos meningiomas de grau III, que também podem expressar marcadores "anormais", como as citoqueratinas(31). O índice de proliferação Ki-67 correlaciona-se bem com o grau do meningioma. No entanto, não foi validado pela OMS devido a dificuldades de reprodutibilidade. Continua sendo o marcador prognóstico mais estudado e utilizado rotineiramente. Na literatura, o índice Ki-67 é um fator de prognóstico independente associado à sobrevivência livre de progressão e à sobrevivência global. Os doentes com meningiomas de grau inferior cujo índice é superior a 20% têm uma sobrevivência semelhante à dos doentes com meningiomas de grau III (32).

4.3 Radioterapia

A radioterapia é o tratamento adjuvante de eleição após a cirurgia de remoção de um meningioma de grau III, independentemente da qualidade da remoção(33). Segundo Dziuk, a sobrevivência livre de progressão aos 5 anos é de 80% para os meningiomas de grau III tratados por remoção completa (Simpson I e II) com radioterapia adjuvante. Com ressecção de qualidade semelhante, mas sem radioterapia, a sobrevida livre de progressão cai para

50%(34).

São utilizadas várias técnicas para irradiar os meningiomas de alto grau(35) :

- Radioterapia conformacional (com ou sem modulação de intensidade)
- Irradiação estereotáxica, como a radiocirurgia e a radioterapia hipofraccionada estereotáxica.

A técnica que se tem revelado mais eficaz é a radioterapia conformacional, com preferência pela modulação da intensidade para limitar a toxicidade da radiação (35). Os autores recomendam uma dose total de 60 Gy em fracções de 1,8 a 2 Gy por sessão, 5 dias em 7, durante 5 a 7 semanas (35). A radioterapia deve ser administrada rapidamente após a consolidação da cicatriz cirúrgica (34). Alguns autores estudaram o benefício de aumentar a dose administrada para além de 60 Gy, tendo em conta a natureza agressiva do meningioma(36) . Os resultados permanecem inconclusivos sobre este assunto (30).

O volume alvo inclui o tumor remanescente, se presente, o leito operatório e uma margem de 1 a 2 cm para ter em conta a doença meníngea microscópica. As margens são maiores para extensões para as meninges e qualquer invasão óssea, e menores para o cérebro(35).

A radioterapia estereotáxica hipofraccionada está principalmente indicada para lesões próximas do trato ótico, com doses de radiação que variam entre 20 Gy e 30 Gy a 80% de isodose em 3 fracções, e entre 25 Gy e 40 Gy a 80% de isodose em 5 ou mais fracções. O volume do tumor alvo varia de uma equipa para outra, com discrepâncias quanto à inclusão ou não da cauda do cometa no volume de irradiação (35).

A radiocirurgia não demonstrou um benefício claro em termos de sobrevivência global e remissões de meningiomas malignos (4).

As complicações mais frequentes encontradas após a radioterapia conformada são o edema induzido pela radiação, a astenia, a vertigem, o eritema cutâneo e o défice cognitivo. As complicações da radioterapia estereotáxica hipofraccionada são muito raras. Não é recomendado qualquer tratamento medicamentoso profilático após a irradiação(35).

4.4 Tratamento sistémico :

A quimioterapia e a imunoterapia são indicadas como tratamentos paliativos. No entanto, a sua eficácia continua a ser objeto de debate (37). O seu principal campo de aplicação diz respeito às recidivas em que o tratamento local não é possível e às metástases à distância.

Os agentes citotóxicos não demonstraram ser eficazes. Por outro lado, na sequência do estudo das alterações genéticas nos meningiomas, a terapia dirigida, em particular com agentes anti-angiogénicos, mostrou resultados promissores no tratamento paliativo das formas malignas (33). Os análogos da somatostatina e a terapia hormonal têm mostrado uma eficácia limitada. Por outro lado, os inibidores da tirosina quinase e os anticorpos monoclonais, em particular os que visam o sinal angiogénico, como o sunitinib e o bevacizumab, mostraram resultados promissores.

Os inibidores do ponto de controlo imunitário, como o ipilimumab, o nivolumab, o pembrolizumab e o avelumab, também mostraram resultados encorajadores em alguns doentes (38).

4.5 Árvore de decisão :

Dada a raridade dos meningiomas de grau III, não existem atualmente publicações com um elevado nível de evidência ou grandes estudos aleatórios que permitam estabelecer prioridades na gestão destas lesões. Em 2020, foi proposta uma árvore de decisão pelo Instituto Nacional do Cancro francês, que pode representar um primeiro passo para protocolos e regimes de tratamento mais sólidos(35).

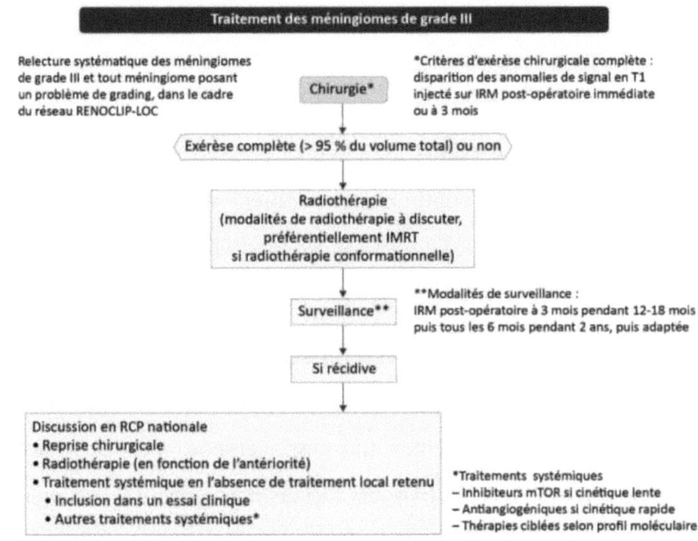

Figura 16: *Árvore de decisão para o tratamento de meningiomas malignos de grau III proposta pelo Instituto Nacional do Cancro francês (35)*

5. EVOLUÇÃO E FACTORES DE PROGNÓSTICO :

5.1 Recorrências :

Os meningiomas malignos têm uma taxa de recorrência mais elevada e mais precoce do que os meningiomas de baixo grau. Apesar dos avanços no tratamento cirúrgico e radioterapêutico, as taxas de recorrência variam entre

50% e 94% aos 5 anos (39).

A RM cerebral pós-operatória é efectuada imediatamente, de 3 em 3 meses durante 1 ano e depois de 6 em 6 meses. Este regime pode ser personalizado caso a caso, consoante a situação clínica, o tumor remanescente e a progressão da doença(35). O tratamento de referência neste caso é a cirurgia de revisão. Sughrue demonstrou que a sobrevivência média após cirurgia de revisão de um meningioma de grau III recorrente é de 53 meses, enquanto que sem cirurgia é de 25 meses (25).

5.2 Metástases :

O aparecimento de metástases marca um ponto de viragem crítico na história dos meningiomas malignos (40). A sua frequência está estimada em 8,9% (41,42). Pensa-se que o mecanismo de formação de metástases neuraxiais está relacionado com a disseminação através do LCR. Uma origem hematogénica através da invasão do sistema venoso parece ser a causa da formação sistémica de metástases. Isto explica o facto de as metástases serem comuns nos meningiomas parassagitais (34). Embora não exista consenso sobre a realização sistemática de um exame de TC-PET em doentes com meningioma de grau III, alguns autores indicam que os doentes operados a um meningioma de grau III devem ser sistematicamente rastreados para deteção de metástases desde a primeira cirurgia. Isto justifica-se pelo facto de o diagnóstico precoce de uma única metástase num doente assintomático ter um melhor prognóstico do que em doentes com múltiplas metástases (33). O rastreio é efectuado através de uma PET com FDG ou, idealmente, DOTATOC(43). Embora os pulmões sejam o local mais comum de metástases, foram descritas outras localizações como o fígado, os ossos e o tecido subcutâneo (4). Os factores de risco para metástases são uma história de cirurgia prévia do meningioma, invasão do sistema venoso pelo meningioma e múltiplas recorrências (44).

5.3 Sobrevivência e prognóstico :

Os doentes com meningiomas de grau III, mesmo após radioterapia e tratamento sistémico, têm uma sobrevivência média livre de progressão de 3,6 meses ?e uma sobrevivência global de 23 meses (45).

Em contraste com o padrão evolutivo descrito para os glioblastomas, com uma evolução mais favorável para os genótipos mutantes do que para os de tipo selvagem, os meningiomas anaplásicos de novo têm melhores taxas de sobrevivência e tempos de recorrência mais tardios do que os meningiomas degenerados (11). Numa série de 52 doentes, Peyre demonstrou que a sobrevivência global para os meningiomas de novo de grau III era de 3,1 anos, enquanto que para os meningiomas degenerados era de 2,1 anos.

De acordo com a literatura, os factores de bom prognóstico são :

- Exérese completa
- Idade jovem
- Redução do volume do tumor
- A raça caucasiana
- Radioterapia adjuvante
- Níveis baixos de KI-67/MIB-1.

A localização do meningioma também pode ser um parâmetro de prognóstico. Os meningiomas localizados na convexidade e na parte lateral da base do crânio têm frequentemente uma taxa de Ki-67 superior a 4%, mais elevada do que os localizados na parte medial da base do crânio (46).

CONCLUSÕES

O meningioma de grau III é um tumor raro que representa 1,7% de todos os meningiomas (5). Existem três subtipos histológicos: meningioma anaplásico, meningioma papilar e meningioma rabdoide. A incidência destes meningiomas é maior nas mulheres na faixa etária dos 35-64 anos, ao passo que no grupo de doentes com mais de 75 anos, os homens estão em maioria (5). Os meningiomas malignos podem ser únicos ou múltiplos no contexto da NF2 (16). Os meningiomas de grau III podem apresentar-se com HTIC, epilepsia, défice focal ou curvatura craniana. O diagnóstico radiológico baseia-se numa TAC cerebral, mas sobretudo numa RMN cerebral, que permite suspeitar do elevado grau do meningioma. Por vezes, é necessária uma TAC torácica-abdominal-pélvica para avaliar a extensão da doença. O tratamento padrão é a remoção cirúrgica o mais completa possível, seguida de radioterapia adjuvante. Em alguns casos, a cirurgia é um desafio, dadas as relações vasculares e neurais do meningioma.

Realizámos um estudo retrospetivo de 15 doentes operados no serviço de neurocirurgia do CTGB de Ben Arous por meningiomas intracranianos de grau III durante um período de 8 anos (de janeiro de 2014 a dezembro de 2021).

O nosso objetivo foi estudar as diferentes apresentações clínicas, radiológicas e terapêuticas dos meningiomas TOMS grau III, e avaliar o tempo de sobrevivência de acordo com os protocolos terapêuticos propostos em comparação com a literatura.

A idade média dos nossos doentes era de 45 anos. Havia 5 mulheres e 10 homens, com um rácio entre os sexos de 2. Três doentes tinham antecedentes de cirurgia craniana para um meningioma de grau I ou II. Apenas um doente apresentava meningiomatose sem história de NF2. Apenas um doente tinha antecedentes de cancro da mama. Não foram observados casos de irradiação prévia ou uso de progestágenos sintéticos em nosso estudo. A queixa principal dos nossos doentes era um défice focal presente em 10 doentes. Os sinais de HTIC estavam presentes em 7 doentes, as crises epilépticas em 4 doentes e 2 doentes apresentavam uma curvatura do crânio. O exame revelou um índice de Karnofsky superior a 80% em 5 doentes, enquanto os outros 10 doentes tinham um índice de Karnosfky entre 60 e 70%. O exame neurológico era patológico em 10 doentes. A HLH estava presente em 2 doentes, a hemiparesia em 5 doentes, a síndrome cerebelar cinética com nistagmo em 3 doentes e o envolvimento do sexto par craniano em apenas 1 doente. Dois doentes apresentavam uma tumefação craniana arredondada, dura e indolor que não podia ser mobilizada. Foram efectuadas tomografias computorizadas cerebrais em 7 doentes e ressonâncias magnéticas cerebrais em todos os doentes.

A localização do meningioma era parassagital em 6 casos e convexa em outros 6. Em 2 casos, o meningioma estava localizado na APC e em 1 caso na convexidade da fossa posterior. O contraste da RM cerebral era heterogéneo em 10 casos e o edema perilesional estava presente em 13 dos 15 casos. A RM multimodal foi efectuada em 6 doentes. Mostrou hiperperfusão na sequência de perfusão em 4 casos. A espetroscopia mostrou em 5 casos um pico de colina e lípidos e uma queda de NAA e creatina. O rácio colina/creatina era elevado. Em 1 caso, foi inconclusivo. Três doentes foram submetidos a uma TAC em resposta a sinais de metástases extraneurraquiais.

Todos os nossos doentes foram submetidos a cirurgia de excisão, com excisão completa em 12 casos considerados como SIMPSON I ou II. O exame patológico revelou 4 meningiomas rabdóides, 3 meningiomas papilares e 8 meningiomas anaplásicos.

Oito pacientes foram submetidos a radioterapia externa conformada pós-operatória com modulação de intensidade no leito tumoral. Foi administrada aos doentes uma dose média de 56,5 Gy em fracções de 1,8 e 2 Gy por sessão, durante 5 a 7 semanas. Um doente referiu astenia com alopécia pós-radiação. Os doentes que não foram submetidos a radioterapia optaram por não fazer tratamento adjuvante, tinham um estado de saúde alterado ou morreram antes da radioterapia.

O tempo médio de seguimento após a cirurgia foi de 22 meses. Sete pacientes tiveram uma recorrência do meningioma. A recorrência ocorreu após uma média de 11 meses em 5 doentes que aguardavam tratamento adjuvante. Nos outros 2 doentes que foram submetidos a irradiação, a recorrência do tumor ocorreu após uma média de 22 meses após a cirurgia, e todos estes doentes foram submetidos a reoperação com uma sobrevivência média após reoperação de 20 meses. Quatro doentes desenvolveram metástases após uma média de 13 meses após a cirurgia. Três doentes tinham metástases extranedulares e um doente tinha uma metástase cerebral. Os três doentes receberam quimioterapia. Os principais agentes foram o bevacizumab e a hidroxiureia. Apenas um doente sobreviveu após a quimioterapia.

Durante o período de seguimento, apenas três doentes sobreviveram para além de 2 anos. Todos estes doentes foram submetidos a uma ressecção completa com radioterapia.

A discussão destes dados com base na literatura levou à conclusão de que o prognóstico dos meningiomas de grau III é desfavorável. O risco de recorrência é elevado e é possível a ocorrência de metástases. Foram identificados vários factores de prognóstico para prever o resultado destes doentes. Estes incluem a idade jovem, o sexo feminino, um bom estado geral inicial, a ressecção completa e um KI baixo de 67%(35).

Apesar do desenvolvimento de métodos de diagnóstico e terapêuticos, o prognóstico dos meningiomas de grau III continua a ser mau. Devem ser envidados esforços a nível nacional para melhorar o tempo de tratamento, o que melhorará a sobrevivência.

APÊNDICES

Apêndice 1: Classificação de Karnofsky do estado geral(6)

Índice	Descrição
100	Normal; sem queixas, sem sinais de doença.
90	Capaz de realizar uma atividade normal; sinais ou sintomas ligeiros de doença.
80	Atividade normal, com algum esforço; alguns sinais ou sintomas de doença.
70	Autónomo; incapaz de exercer uma atividade normal ou de trabalhar ativamente.
60	Necessidade ocasional de assistência, mas capaz de prover às necessidades básicas.
50	Necessidade considerável de assistência pessoal, cuidados médicos frequentes.
40	Inválido; necessita de cuidados e assistência específicos.
30	Completamente incapacitado; indicação para hospitalização, sem

	risco iminente de morte.
20	Muito doente; necessidade de hospitalização, necessidade de tratamento ativo ou de apoio.
10	Moribundo; desfecho fatal iminente.
0	Falecido.

Apêndice 2: Classificação SIMPSON(7)

Qualidade da exérese cirúrgica de acordo com SIMPSON	
Gradel	Ressecção completa da lesão, incluindo a dura-máter e o osso anormal
Grau 2	Ressecção completa com coagulação do espaço labial
Grau 3	Ressecção sem coagulação da base dural
Grau 4	Ressecção total
Grau 5	Descompressão simples, biópsia

BIBLIOGRAFIA

1. Ostrom QT, Cioffi G, Gittleman H, Patil N, Waite K, Kruchko C, et al. Relatório Estatístico CBTRUS: Cérebro Primário e Outros Tumores do Sistema Nervoso Central Diagnosticados nos Estados Unidos em 2012-2016. Neuro-Oncol. 1 Nov 2019;21(Supplement_5):v1-100.

2. Louis DN, Perry A, Reifenberger G, von Deimling A, Figarella-Branger D, Cavenee WK, et al. A Classificação de Tumores do Sistema Nervoso Central da Organização Mundial de Saúde de 2016: um resumo. Ata Neuropathol (Berl). junho de 2016;131(6):803-20.

3. Wen PY, Packer RJ. A Classificação da OMS para 2021 de Tumores do Sistema Nervoso Central: implicações clínicas. Neuro-Oncol. 2 de agosto de 2021;23(8):1215-7.

4. Fountain DM, Young AMH, Santarius T. Meningiomas malignos. Handb Clin Neurol. 2020;170:245-50.

5. Kshettry VR, Ostrom QT, Kruchko C, Al-Mefty O, Barnett GH, Barnholtz-Sloan JS. Epidemiologia descritiva dos meningiomas intracranianos de graus II e III da Organização Mundial da Saúde nos Estados Unidos. Neuro-Oncol. agosto de 2015;17(8):1166-73.

6. Mor V, Laliberte L, Morris JN, Wiemann M. The Karnofsky Performance Status Scale. Um exame da sua fiabilidade e validade num contexto de investigação. Cancer. 1 de maio de 1984;53(9):2002-7.

7. Simpson D. A RECORRÊNCIA DE MENINGIOMAS INTRACRANIANOS APÓS TRATAMENTO CIRÚRGICO. J Neurol Neurosurg Psychiatry. fevereiro de 1957;20(1):22-39.

8. Evans DGR, Baser ME, O'Reilly B, Rowe J, Gleeson M, Saeed S, et al. Management of the patient and family with neurofibromatosis 2: a consensus conference statement. Br J Neurosurg. Fev. 2005;19(1):5-12.

9. Ogasawara C, Philbrick BD, Adamson DC. Meningioma: A Review of Epidemiology, Pathology, Diagnosis, Treatment, and Future Diretions [Meningioma: Uma Revisão da Epidemiologia, Patologia, Diagnóstico, Tratamento e Direcções Futuras]. Biomedicinas. 21 de março de 2021;9(3):319.

10. Dolecek TA, Dressler EVM, Thakkar JP, Liu M, Al-Qaisi A, Villano JL. Epidemiology of meningiomas post-Public Law 107-206: The Benign Brain Tumor Cancer Registries Amendment Act. Cancer. 2015;121(14):2400-10.

11. Ruzevick J, Gibson A, Tatman P, Emerson S, Ferreira M. Meningioma de grau III da OMS: Os tumores de novo apresentam melhor sobrevida livre de progressão em comparação com tumores progressivos secundários. J Clin Neurosci. setembro de 2021;91:105-9.

12. Epidemiologia dos tumores cerebrais primários: um estudo de base populacional a nível nacional | Journal of Neuro-Oncology [Internet]. [cited 28 Jan

2024]. Disponible sur: https://link.springer.com/article/10.1007/s11060-016-2318-3

13. Jaaskelainen J, Haltia M, Laasonen E, Wahlstrom T, Valtonen S. A taxa de crescimento dos meningiomas intracranianos e a sua relação com a histologia. Uma análise de 43 pacientes. Surg Neurol. 1 de agosto de 1985;24(2):165-72.

14. Wilson TA, Huang L, Ramanathan D, Lopez-Gonzalez M, Pillai P, De Los Reyes K, et al. Revisão de Meningiomas Atípicos e Anaplásicos: Classificação, Biologia Molecular e Gestão. Front Oncol. 20 de novembro de 2020; 10: 565582.

15. Champeaux-Depond C, Weller J, Froelich S, Sartor A. Acetato de ciproterona e meningioma: um estudo nacional de base populacional. J Neurooncol. Jan 2021;151(2):331-8.

16. Bachir S, Shah S, Shapiro S, Koehler A, Mahammedi A, Samy RN, et al. Neurofibromatose Tipo 2 (NF2) e as implicações para o Schwannoma Vestibular e a Patogênese do Meningioma. Int J Mol Sci. 12 Jan 2021;22(2):690.

17. Champeaux C, Wilson E, Brandner S, Shieff C, Thorne L. Meningiomas de grau III da Organização Mundial de Saúde. Um estudo retrospetivo para avaliação de resultados e factores de prognóstico. Br J Neurosurg. 3 Sep 2015;29(5):693-8.

18. Peart R, Melnick K, Cibula J, Walbert T, Gerstner ER, Rahman M, et al. Gestão clínica de convulsões em doentes com meningiomas: Eficácia da ressecção cirúrgica para o controlo de convulsões e gestão de fármacos anti-epilépticos pós-operatórios adaptada ao doente. NeuroOncol Adv. 3 de junho de 2023;5(Suppl 1):i58-66.

19. Alruwaili AA, De Jesus O. Meningioma. In: StatPearls [Internet]. Treasure Island (FL): StatPearls Publishing; 2024 [citado em 7 de fevereiro de 2024]. Disponível em: http://www.ncbi.nlm.nih.gov/books/NBK560538/

20. Huang RY, Bi WL, Griffith B, Kaufmann TJ, la Fougère C, Schmidt NO, et al. Avanços de imagem e diagnóstico para meningiomas intracranianos. Neuro-Oncol. 14 Jan 2019;21(Suppl 1):i44-61.

21. behzadmehr R, behzadmehr R. As manifestações clínicas da tomografia computorizada e a localização estão associadas aos graus histopatológicos de meningioma da Organização Mundial de Saúde: um estudo retrospetivo. Ann Med Surg. 30 Abr 2021;66:102365.

22. Kunimatsu A, Kunimatsu N, Kamiya K, Katsura M, Mori H, Ohtomo K. Variantes de meningiomas: uma revisão dos achados de imagem e caraterísticas clínicas. Jpn J Radiol. 1 Jul 2016;34(7):459-69.

23. Kawahara Y, Nakada M, Hayashi Y, Kai Y, Hayashi Y, Uchiyama N, et al. Previsão de meningioma de alto grau por avaliação pré-operatória por RM. J Neurooncol. maio de 2012;108(1):147-52.

24. Surov A, Gottschling S, Mawrin C, Prell J, Spielmann RP, Wienke A, et al. Imagem ponderada por difusão no meningioma: previsão do grau do tumor e associação com parâmetros histopatológicos. Transl Oncol. Dez 2015;8(6):517-23.

25. Zhang H, Rodiger LA, Shen T, Miao J, Oudkerk M. Perfusão de imagens de RM para diferenciação de meningiomas benignos e malignos. Neuroradiology. 2008;50(6):525-30.

26. Watts J, Box G, Galvin A, Brotchie P, Trost N, Sutherland T. Imagem por ressonância magnética de meningiomas: uma revisão pictórica. Insights Imaging. fevereiro de 2014;5(1):113-22.

27. Tamrazi B, Shiroishi MS, Liu CSJ. Imagens avançadas de meningiomas intracranianos. Neurosurg Clin N Am. abril de 2016;27(2):137-43.

28. Palma L, Celli P, Franco C, Cervoni L, Cantore G. Prognóstico a longo prazo para meningiomas atípicos e malignos: um estudo de 71 casos cirúrgicos. J Neurosurg. maio de 1997;86(5):793-800.

29. Sughrue ME, Sanai N, Shangari G, Parsa AT, Berger MS, McDermott MW. Outcome and survival following primary and repeat surgery for World Health Organization Grade III meningiomas: Clinical article. J Neurosurg. 1 de agosto de 2010;113(2):202-9.

30. Chen WC, Perlow HK, Choudhury A, Nguyen MP, Mirchia K, Youngblood MW, et al. Radioterapia para meningiomas. J Neurooncol. 2022;160(2):505-15.

31. Bertero L, Dalla Dea G, Osella-Abbate S, Botta C, Castellano I, Morra I, et al. Caracterização prognóstica de meningiomas de grau superior: uma pontuação histopatológica para prever a progressão e o resultado. J Neuropathol Exp Neurol. março de 2019;78(3):248-56.

32. Tjuatja F, Handoko null, Kodrat H, Yunus RE, Susanto E, Anindhita T, et al. Correlação de Ki-67 com resposta à radiação e grau em meningiomas: uma revisão sistemática. Gulf J Oncolog. setembro de 2022;1(40):58-66.

33. Goldbrunner R, Stavrinou P, Jenkinson MD, Sahm F, Mawrin C, Weber DC, et al. Diretriz EANO sobre o diagnóstico e gestão de meningiomas. Neuro-Oncol. 2 de novembro de 2021;23(11):1821-34.

34. Dziuk TW, Woo S, Butler EB, Thornby J, Grossman R, Dennis WS, et al. Malignant meningioma: an indication for initial aggressive surgery and adjuvant radiotherapy. J Neurooncol. abril de 1998;37(2):177-88.

35. Instituto Nacional do Cancro. Diretrizes para doentes com meningiomas de grau II e III / Thesaurus [Internet]. 2020. Disponible sur: file:///C:/Users/Nesrine/Downloads/Conduites%20%C3%A0%20tenir%20M%C3%A9ningi omes%20-%20th%C3%A9saurus%20-%20sept%2020%20(6).pdf

36. Chan AW, Bernstein KD, Adams JA, Parambi RJ, Loeffler JS. Escalonamento de dose com terapia de radiação de prótons para meningiomas de alto grau. Technol Cancer Res Treat. 1 de dezembro de 2012;11(6):607-14.

37. Moazzam AA, Wagle N, Zada G. Desenvolvimentos recentes em quimioterapia para meningiomas: uma revisão. Neurosurg Focus. Dez 2013;35(6):E18.

38. Sci-Hub | Técnicas de imagem clínica emergentes para malformações cavernosas cerebrais: uma revisão sistemática | 10.3171/2010.5.FOCUS10120 [Internet]. [citado 18 fev 2021]. Disponível em: https://scihub.wikicn.top/10.3171/2010.5.FOCUS10120

39. Walcott BP, Nahed BV, Brastianos PK, Loeffler JS. Radiation Treatment for WHO Grade II and III Meningiomas. Front Oncol [Internet]. 2013 [citado 20 fev 2024];3. Disponível em: https://www.frontiersin.org/journals/oncology/articles/10.3389/fonc.2013.00227

40. Zhao P, Li N, Cao J, Lin X, Liang C. Meningioma rabdoide surgindo simultaneamente em pulmonar e intracraniano com uma rara progressão clínica maligna: relato de caso e revisão da literatura. World Neurosurg. nov 2017;107:1046.e17-1046.e22.

41. Surov A, Gottschling S, Bolz J, Kornhuber M, Alfieri A, Holzhausen HJ, et al. Distant metastases in meningioma: an underestimated problem. J Neurooncol. 1 de maio de 2013;112(3):323-7.

42. Ore CLD, Magill ST, Yen AJ, Shahin MN, Lee DS, Lucas CHG, et al. Meningioma metastases: incidence and proposed screening paradigm. J Neurosurg. 5 de abril de 2019;132(5):1447-55.

43. Villanueva-Meyer JE, Magill ST, Lee JC, Umetsu SE, Flavell RR. Deteção de meningioma metastático para o fígado usando 68Ga-DOTA-Octreotate PET / CT. Clin Nucl Med. Set 2018;43(9):e338-40.

44. Teague SD, Conces DJ. Meningioma metastático para os pulmões. J Thorac Imaging. fevereiro de 2005;20(1):58-60.

45. Corniola MV, Meling TR. Tratamento de Meningiomas Recorrentes: Estado da Arte e Perspectivas. Cancros. 18 de agosto de 2022;14(16):3995.

46. Maiuri F, Mariniello G, Guadagno E, Barbato M, Corvino S, Del Basso De Caro M. O grau da OMS, o índice de proliferação e a expressão do recetor de progesterona são diferentes consoante a localização do meningioma. Ata Neurochir (Wien). 1 de dezembro de 2019;161(12):2553-61.

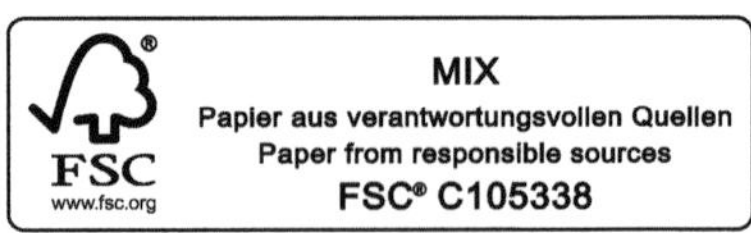

Printed by Books on Demand GmbH, Norderstedt / Germany